DE LA

GROSSESSE EXTRA-UTÉRINE

ESSAI DE DIAGNOSTIC

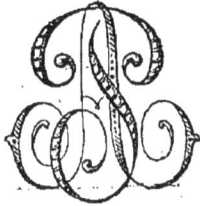

A. Parent, imprimeur de la Faculté de Médecine, rue Mr-le-Prince, 31.

DE LA

GROSSESSE EXTRA-UTÉRINE

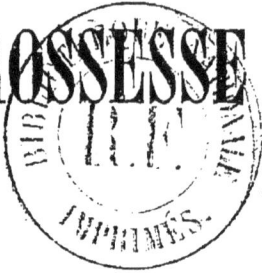

ESSAI DE DIAGNOSTIC

PAR

J.-B. Alexandre ROUX,

Docteur en médecine de la Faculté de Paris,
Ancien élève de l'école du service de santé de Strasbourg,
Aide-major stagiaire au Val-de-Grâce.

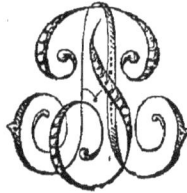

PARIS

A. PARENT, IMPRIMEUR DE LA FACULTÉ DE MÉDECINE

Rue Monsieur-le-Prince, 31.

1874

A LA MÉMOIRE

DE MA MÈRE

———

A MON PÈRE

A MON EXCELLENTE BELLE-MÈRE

Témoignage de reconnaissance.

A MA GRAND'MÈRE

A MES FRÈRES

A MES PARENTS

A M. LE DOCTEUR FERAUDY

Chevalier de la Légion d'honneur.

A MON PRÉSIDENT DE THÈSE :

M. LE PROFESSEUR DEPAUL

Membre de l'Académie de médecine.

A MES AMIS

DE LA

GROSSESSE EXTRA-UTÉRINE

ESSAI DE DIAGNOSTIC

INTRODUCTION.

Deux cas de grossesses extra-utérines que nous avons observés, quelques leçons de nos maîtres, MM. les professeurs Depaul et Béhier, sur cette question, nous ont suggéré l'idée de ce travail. Depuis le mémoire de Dézeimeris, publié dans le journal des connaissances médico-chirurgicales de 1836, peu de travaux originaux ont été publiés sur la grossesse extra-utérine ; mais, beaucoup d'observations en ont été rapportées soit dans les gazettes médicales, soit dans des thèses sur ce sujet.

Nous n'ignorons pas la difficulté que nous rencontrerons pour classer et faire un tableau des principaux signes ou moyens qui permettront de reconnaître une grossesse extra-utérine. Nous avons dû rechercher scrupuleusement dans la plupart des observations publiées jusqu'à ce jour les signes qui ont permis d'établir le diagnostic. La plupart des cas particuliers diffèrent entre eux ; il n'en est pas moins vrai, que si tel ou tel signe fait défaut dans un cas donné, on ne manquera pas, cependant, de trouver réunis plusieurs des caractères qu'un autre observateur aura déjà noté dans des cas analogues. Enfin, il est des grossesses extra-utérines où les plus habiles accoucheurs, Capuron, Antoine Dubois, les plus habiles chirurgiens Dupuytren et Lisfranc, ne purent arriver à poser le diagnostic. Ces exemples ne doivent pas nous faire repousser l'étude de pareils cas, mais ils nous montrent les difficultés inhérentes à cette question du diagnostic des grossesses extra-utérines, et nous font réclamer l'indulgence de nos maîtres pour notre travail. Si dans ces cas complexes, après une observation rigoureuse des faits, il reste des doutes, ou si on fait erreur, on aura encore la consolation, si c'en est une, de s'être trompé en bonne compagnie.

Dans un premier chapitre nous passons rapidement en revue les divers cas de grossesses extra-utérines.

Dans un second chapitre nous donnerons les divers moyens d'exploration et les signes par lesquels on peut arriver à établir le diagnostic de la grossesse extra-utérine.

CHAPITRE Ier.

On donne le nom de grossesse extra-utérine au développement ou au séjour du produit de la conception ailleurs que dans la cavité utérine.

Dézeimeris en admet dix espèces : 1° ovarique ; 2° sous péritonéo-pelvienne ; 3° tubo-ovarique ; 4° tubaire ; 5° tubo-abdominale ; 6° tubo-utérine interstitielle ; 7° utéro-interstitielle ; 8° utéro-tubaire ; 9° utéro-abdominale ; 10° abdominale, subdivisée en primitive et secondaire. La plupart de ces espèces rentrent les unes dans les autres.

Aujourd'hui on est généralement d'accord pour n'en admettre que quatre formes : 1° grossesse ovarique ; 2° tubaire ; 3° interstitielle ; 4° abdominale. Cette division a pour base les rapports anatomiques de l'œuf avec les organes.

1° *grossesse ovarique.* — C'est celle dans laquelle l'œuf s'est développé sur l'ovaire lui-même. L'œuf peut se développer dans l'ovaire sans en rompre les parois : grossesse ovarique interne ; ou en rompre les parois et rester adhérent à l'ovaire : grossesse ovarique externe.

M. Coste admet presque la fécondation de l'ovule encore contenu dans la vésicule de Graaf. M. Velpeau la nie, sous prétexte que la fécondation ne peut avoir lieu à travers les membranes. Rien ne prouve qu'elle n'ait pas lieu. L'air modifie bien le sang à travers les vaisseaux, dans les poumons, fait observer Dézeimeris. L'explication n'est pas trouvée, mais l'observation est là, on ne peut la nier. Le musée anatomo-pathologique de Wurzbourg possède trois pièces appartenant à des grossesses ovariques. Une d'entre elles présente l'ovaire qu'on a ouvert pour laisser voir le fœtus inclus qui paraît être arrivé à la première moitié du second mois de la grossesse (Hesselbach, 1824).

Le musée anatomique de Strasbourg possède aussi un cas de grossesse dans l'ovaire (Lobstein, compte-rendu, 1820). Bœhmer, en 1752, a publié une observation très-détaillée sur ce sujet. Le docteur Smith de Jamestown publia en 1810 dans le Medical repository de New-Yorck, un cas de grossesse double ovarique ; à côté du kyste fœtal et sous la même enveloppe subsistaient encore deux ou trois vésicules de Graaf. Littre en a rapporté un cas en 1701. L'embryon était dans l'ovaire, on apercevait encore deux vésicules sous les membranes ; le fœtus avait trois lignes de long. Auguste Pestch en a rassemblé trente-six cas en 1828, on peut y joindre aujourd'hui à peu près cinquante observations.

2° *grossesse tubaire*. — C'est la plus fréquente des grossesses extra-utérines. La trompe va en diminuant de volume depuis le pavillon jusqu'à l'utérus, on comprend que le moindre obstacle puisse arrêter la marche de l'œuf et amener ainsi ce genre de grossesse. C'est dans ce cas que le kyste fœtal formé par les parois de la trompe arrivée à un certain dé-

gré de distension se rompt et donne lieu à une hémorrhagie interne. Nous reviendrons sur les suites
de cette dernière à propos de la grossesse sous-pé-
ritonéo-pelvienne. L'existence de la grossesse tubaire est incontestée, les observations en sont nombreuses et presque toutes font mention de cette
hémorrhagie.

La grossesse tubo-ovarique peut rentrer dans les
deux genres que nous venons de citer. En voici un
exemple rapporté par Jackson (1): Les franges du
pavillon de la trompe adhéraient intimement à
l'ovaire, et ces deux organes formaient un kyste
dont la distension par le contenu avait déterminé
la rupture. Un fœtus d'environ dix semaines fut
trouvé dans un énorme caillot sanguin.

3° *grossesse interstitielle.* — Dionis le premier, dans
son traité d'anatomie, parle ainsi de ce genre de
grossesse : « Ce n'est pas seulement dans les trompes
qu'il se peut former des enfants, mais encore dans
la propre substance de la matrice. » L'œuf, dans ce
cas, arrive jusqu'à l'extremité interne de la trompe,
mais, soit par la petitesse de cette ouverture, soit
par autre cause, il ne peut tomber dans la matrice.
Il grossit en cet endroit et la substance de la matrice finit par lui former une poche. Schmitt (2), en
cite un fait bien notable. Une femme de 28 ans

(1) Jackson. (The Dublin journal of méd. sci., 1833.
(2) Actes de l'Académie de Vienne, 1801.)

Roux.   2

meurt après des accidents péritonéaux ; l'abdomen contenait une grande quantité de sang. L'utérus volumineux, plus gros à droite qu'à gauche, offrait une rupture sur la paroi la plus développée ; la cavité de ce viscère n'avait aucune communication avec le sac qui contenait le fœtus. Cette excavation était formée dans la propre substance de l'utérus et le fœtus paraissait avoir six semaines. L'orifice utérin de la trompe droite était absolument fermé, tandis que celui de la trompe gauche était libre. M. Paul Dubois possédait une pièce qui lui fut envoyée en 1832, par le docteur Hoden de Rouen. Le kyste gestateur dont la déchirure a causé la mort de la femme, dans le troisième mois de la grossesse, existe dans l'épaisseur des parois utérines, à la base d'une trompe, et celle-ci en fait partie. Ce dernier cas appartient au genre de grossesse tubo-utérine interstitielle de Dezeimeris.

Dans une discussion qui eut lieu le 1er septembre 1835, à l'Académie de médecine, M. Caron communique les dessins d'un cas de grossesse intra-pariétale. M. Velpeau rappelle qu'il existe dans la science de 20 à 25 cas analogues. Il croit que le fœtus peut, en grossissant, rompre la portion des parois qui le sépare de la cavité utérine et sortir ensuite par les voies naturelles de même que la rupture peut avoir lieu dans l'abdomen. Du reste, dit-il, ce n'est qu'une présomption, il n'y a pas d'observation sur ce fait. Il s'appuie sur l'analogie des corps fibreux qui viennent se loger dans la cavité utérine. M. Roux ne trouve pas de similitude entre les corps fibreux, qui, placés à la surface interne de l'utérus, distendent, amincissent le tissu de l'utérus sans même le rompre, et l'œuf qui aurait à vaincre les parois épaissies par le fait de la grossesse.

Dans la séance du 8 septembre, M. Velpeau revient sur les cas de ce genre. Il a trouvé des observations qui prouvent que l'expulsion du fœtus peut se faire par le vagin. Paturne, Hay, Laugier, Herbin, Mondat ont publié divers faits où cette terminaison paraît avoir eu lieu. Ces faits ne donnent pas une démonstration directe, puisque les femmes ont survécu, mais ils présentent tout ce qu'on peut avoir sur la question, des probabilités. M. Breschet qui a publié un mémoire sur les grossesses interstitielles, croit que l'œuf s'engage dans un sinus veineux de la matrice. Il cite une observation qui peut expliquer la migration de l'œuf. La trompe, dans le trajet qu'elle parcourait pour traverser l'utérus était accolée au kyste purement interstitiel et présentait une ouverture fort petite. Même observation d'un pertuis presque microscopique dans un cas publié par M. Pinel-Granchamp.

Dans les cas de grossesse interstitielle, il faut tenir compte de certaines anomalies de la trompe ou de l'utérus. Baudelocque, neveu, a publié un cas, où la trompe présentait un diverticulum qui parcourait les parois de l'utérus et s'ouvrait près de son col. Stolz, Küssmaul, Rokitansky ont particulièrement étudié ces anomalies des organes génitaux.

4° *grossesse abdominale*. — Ce sont celles où le produit de la conception se développe dans la cavité du péritoine. Elles se subdivisent en primitives et secondaires. Dans les premières, l'œuf est passé immédiatement dans la cavité du péritoine et s'est greffé à l'endroit où il est tombé d'abord. Dans les secondes, l'œuf a séjourné quelque temps dans l'ovaire ou la trompe, et, faisant éclater par distension la poche du kyste, il est venu se loger dans les replis du péritoine où il prend nouveau domicile. Remarquons que généralement la poche du kyste se rompt seule et que les membranes de l'œuf restent intactes. L'œuf peut se greffer très-près ou très-loin de l'ovaire; quand l'œuf se greffe très près on a appelé ces grossesses ovariques externes; quand il est à l'extrémité de la trompe on l'avait appelé tubaire externe. Mauvaises dénominations qui les séparaient des grossesses abdominales dans lesquelles le placenta ne touche ni l'ovaire, ni la trompe, tout en étant analogues sous les autres rapports.

Osiandier et Kœberlé ont vu le placenta collé contre les parois de l'abdomen. On l'a souvent trouvé greffé sur le péritoine qui tapisse l'une ou l'autre des fosses iliaques ; Schulze l'a vu adhérent au mésentère.

Les grossesses sous-péritonéo pelviennes sont abdominales secondaires. C'est à la suite d'une hémorrhagie provoquée par la rupture du kyste tubaire et par migration de l'œuf à travers les deux feuillets du ligament large qu'elles se forment. Voici comment M. Bernutz explique la pathogénie de cette sorte de grossesse. Supposez, dit-il, une grossesse tubaire se terminant, comme c'est l'usage, par rupture du kyste fœtal ; si cette déchirure se fait sur un des points de la trompe recouverts par le péritoine, vous aurez une hémorrhagie mortelle, parceque le sang peut s'épancher dans l'abdomen en toute liberté. Mais, si la solution de continuité se fait sur un des points de la trompe qui font face aux bords adhérents du péritoine, le sang va trouver dans le tissu cellulaire des ligaments larges des entraves qui arrêteront l'hémorrhagie. La déchirure va s'agrandir peu à peu, et l'œuf va s'insinuer, en se développant, entre les deux feuillets de l'aileron supérieur.

La grossesse tubo-abdominale n'est qu'une variété dans laquelle le placenta a été trouvé inséré dans la trompe fort dilatée, tandis que le fœtus se trouvait dans la cavité abdominale. Ces cas ont été vus par Rust, Bianci, Buckner (*Annonces littéraires*, 1786).

Grossesses extra abdominales.— Ces sortes de grossesses sont très-rares. On les a vues dans les hernies inguinales et crurales. Muller (Viener, *Medic. zeitung.*, 1862) rapporte l'observation d'une opération qu'il fit dans l'aine droite dans un cas de grossesse ; il put extraire l'enfant vivant. La mère succomba à une hémorrhagie foudroyante. Reste la question de savoir si l'utérus n'était pas hernié ; Muller n'en parle pas. Widerstein (Schmits Jahrbuch, 1853, tom. LXXX, n° 10), rapporte aussi le cas d'une femme portant une tumeur inguino - fémorale, formée par le développement d'une grossesse dans une hernie de l'ovaire que la femme portait depuis son enfance. Pressé par la malade qui souffrait vivement, Widerstein fit l'opération et put extraire le fœtus d'un kyste membraneux. La femme guérit. Sekrievan rapporte un cas d'opération sur un utérus hernié. La femme vécut; l'enfant mourut aussitôt après son extraction. Ces cas sont assez curieux pour que nous ne les ayons pas passés sous silence; mais ils ne sont pas assez nombreux ni assez bien étudiés pour qu'on puisse les commenter.

CHAPITRE II.

Ce diagnostic est difficile, surtout dans les cas de grossesses peu avancées ; néanmoins, on est arrivé le plus souvent à le poser nettement, quelquefois même dès les premiers mois de la grossesse. En général, moins la grossesse est avancée, plus le diagnostic en est difficile. Ce sont les signes et les moyens d'exploration par lesquels on est arrivé à ce diagnostic que nous résumons dans ce chapitre.

Dans beaucoup de cas, les premiers symptômes de la grossesse extra-utérine ne diffèrent pas beaucoup de ceux de la grossesse normale à son début. Quelques symptômes cependant, sans être d'une valeur absolue, peuvent éveiller les soupçons. La plupart des auteurs parlent de la persistance des règles; ce cas est assez fréquent, mais souvent aussi les règles sont suspendues. La malade dont nous rapportons l'observation en est un exemple. Dans certains cas, les règles sont remplacées par des écoulements mucoso-sanguins revenant tous les huit ou dix jours. Ces écoulements sont attribués à l'hypertrophie de la muqueuse utérine. Il y a parfois de véritables hémorrhagies revenant irrégulièrement, avec des caillots assez considérables qui ont pu faire croire à un avortement à ceux qui n'y regardaient pas de très-près.

Douleurs. — Le principal symptôme, au début des grossesses extra-utérines, est fourni par des douleurs particulières sur lesquelles Heine a beaucoup insisté. Ce sont des sortes de coliques utérines siégeant dans les flancs; elles se manifestent souvent dès la troisième semaine et s'accompagnent fréquemment de rétention d'urine et de constipation opiniâtre. C'est pour ces douleurs que le médecin est alors consulté; c'est par elles que son attention est éveillée. Elles sont quelquefois très-intenses; elles siégent souvent d'un seul côté; elles étaient à droite dans les cas rapportés par Jackson et Saxtorph. On peut dire que ces douleurs sont presque constantes dans la grossesse extra-utérine; elles paraissent dues à des péritonites partielles ou à la compression des branches nerveuses. Les femmes qui ont eu déjà des enfants les confondent difficilement avec les souffrances qu'elles ont pu observer dans leur grossesse normale. Ces douleurs augmentent à partir du troisième et quatrième mois. Les seuls mouvements du fœtus peuvent être douloureux; dans ce cas, les souffrances correspondent aux mouvements de l'enfant et sont intermittentes comme eux. Quand elles sont continues elles dépendent alors d'une péritonite partielle; lorsque le fœtus arrive à terme ces douleurs se renouvellent pendant plusieurs jours. La femme primipare et le médecin, à un premier examen, peuvent croire aux douleurs du travail; mais, on est bien vite désabusé par le toucher; ce travail n'aboutit pas, il n'y a pas de dilatation du col. On a même vu ces souffrances se développer régulièrement tous les neufs mois, pendant deux ou trois ans, chez des femmes qui portaient un fœtus mort et enkysté.

Inspection de l'abdomen. — L'abdomen est quelquefois élargi transversalement, développé d'un seul côté, moins tendu de l'autre. La malade que nous avons observée avait une tumeur proéminente du côté droit. La paroi de l'abdomen est, dans quelques cas, tellement amincie qu'on peut voir les mouvements du fœtus. Dans un cas observé par M. Kœberlé et publié par M. Keller, on pouvait voir ces mouvements même à travers le drap qui couvrait la malade. Il faudra évidemment contrôler par le toucher vaginal et le palper abdominal ce que donne la vue, car, l'utérus, dans les grossesses normales, se dévie et peut former une tumeur d'un seul côté de l'abdomen. Les parois du ventre peuvent être aussi excessivement minces dans une grossesse normale. M. Pajot en a cité, devant nous, un cas fort intéressant : Dans le service de M. Heurteloup, à l'Hôtel-Dieu, une malade allait subir la gastrotomie ; Trousseau et d'autres célèbres praticiens croyaient à une grossesse extra-utérine en raison de plusieurs symptômes présentés par cette femme, et, surtout à cause d'une minceur excessive des parois de l'abdomen. On sentait le fœtus sous la main comme à travers quelques feuilles de

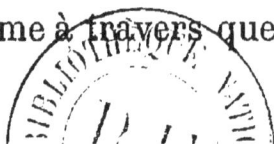

papier. MM. Pajot et Tarnier sont consultés au dernier moment; après leur examen, ils déclarèrent la grossesse normale. M. Pajot se basa surtout sur les modifications du col. Il s'agissait d'une grossesse de sept mois. Or, le col présentait les modifications du septième mois. Il n'y aurait eu, si la grossesse avait été extra-utérine, que des modifications moins avancées, comme pour le quatrième mois, par exemple; en un mot, non *harmoniques*. La femme accoucha naturellement.

A l'inspection de l'abdomen, dans certains cas de grossesse extra-utérine terminée au quatrième mois par rupture et hémorrhagie, Sabatier (médecine opératoire, tome III) remarqua un symptôme dont les autres observateurs ne font pas mention. C'est un aplatissement subit du ventre suivi d'une sensation de chaleur douce et égale qui se répand dans tout l'abdomen.

Palper abdominal. — La palpation est souvent douloureuse, au point que dans des cas pareils Hecker a du employer le chloroforme. Quand la grossesse extra-utérine atteint le troisième ou quatrième mois, on trouve souvent une première tumeur au dessus du pubis, qu'on reconnaît pour être la matrice développée comme au deuxième mois de la grossesse normale, et, une seconde tumeur plus grande remontant dans l'hypogastre ou les régions inguinales. (Observations de Lesouef, Thormann, etc.) S'il y a réellement grossesse, et,

si les eaux de l'amnios sont en assez grande quantité, on aura la sensation d'une tumeur solide
dans une collection liquide. Il n'y a guère que
la grossesse qui donne cette sensation. Un gros
calcul dans la vessie, ou des brides se prolongeant
dans un kyste ovarique peuvent seuls induire en
erreur en donnant encore cette sensation; mais
ces cas sont des plus rares; M. Pajot n'en a
jamais rencontré que trois cas dans sa longue
pratique.

Généralement on perçoit sous sa main le fœtus,
ses coutours et ses mouvements à travers des
parois abdominales très-minces. M. Hirtz (Gazette
médic. de Strasbourg 1847) fut frappé, dit-il, de
l'extrême facilité avec laquelle il put distinguer,
à travers la paroi abdominale, toutes les parties
de l'enfant, et notamment la tête. Ce contact
semblait avoir lieu sans l'intermédiaire de la
matrice, car, dans aucun point de l'abdomen, on
ne pouvait distinguer le contour de celle-ci. Néanmoins il ne faut pas s'en laisser imposer par cette
seule minceur de la paroi abdominale. Nous avons
rapporté le cas de M. Heurteloup où cette minceur
excessive existait dans une grossesse normale.

La palpation donnera la limite supérieure de la
tumeur; on verra alors, le plus souvent, cette
limite n'avoir ni le contour, ni la hauteur qu'atteint l'utérus aux époques qui correspondraient
à la date présumée de la conception. Bonnie, dans
sa dissertation sur les grossesses extra-utérines

publiée en 1822, fait remarquer tout le profit qu'on peut retirer de la combinaison dn palper abdominal et du toucher vaginal. Si on peut, à un premier examen, palper une tumeur adjacente à l'utérus, en suivant les progrès de cette tumeur, on pourra juger, quinze à trente jours plus tard, des progrès de cette tumeur et du faible développement de l'utérus.

Percussion. — La percussion servira à limiter la tumeur; elle démontrera le liquide qui enveloppe le fœtus. Il est un cas où la percussion peut rendre un réel service; c'est lors de la rupture du kyste fœtal avec hémorrhagie abdominale. La douleur est vive et débute brusquement, le pouls petit, les téguments décolorés. On pourrait confondre ce cas avec un empoisonnement aigu. Une matité considérable qui occupe les hypochondres ou l'hypogastre, les signes rationnels de grossesse aidant, doit faire craindre une rupture du kyste fœtal et doit indiquer que l'épanchement se fait dans la cavité abdominale.

Toucher utérin. — Le col présente dans la plupart des cas les signes de la grossesse, mais non en relation, non *hurmoniques*, avec les autres phénomènes, développement des seins et du ventre, époque de la conception. C'est ainsi, que dans le cas de M. Heurteloup, M. Pajot s'appuya sur ce que la grossesse étant au septième mois, les modifications du col étaient celles du septième

mois, pour justifier son assertion de grossesse
normale dans un cas supposé de grossesse extra-
utérine. On peut admettre que les modifications
du col utérin, dans le cas de grossesse extra-
utérine à terme, correspondent à celles qu'offre
le col vers le troisième ou le quatrième mois de
la grossesse normale. Chez les primipares le col
reste fermé, avec sa longueur normale; il perd
un peu de sa consistance. M. Hirtz parlant d'un
cas de grossesse abdominale arrivée au neuvième
mois, avec douleurs simulant le travail, rapporte
que le col n'avait rien perdu de sa longueur.
Chez les multipares le col ne perd pas sa longueur, mais il est mou et laisse introduire la
pulpe de l'index à travers l'orifice externe. Le col
est dévié à gauche ou à droite, en arrière, ou re-
foulé très-bas, ou encore si élevé qu'on a peine à
l'atteindre. Il bascule avec l'utérus qui est dévié
par le kyste fœtal.

Les culs de sacs vaginaux sont le plus souvent
libres, on n'y rencontre aucune tumeur. Dans
plusieurs cas on a, cependant, pu toucher le
kyste fœtal à travers les parois du vagin, dans le
cul-de-sac postérieur; les parties du fœtus elles-
mêmes ont pu être reconnues. C'est dans ces
cas que le toucher rectal viendra beaucoup aider
au diagnostic. C'est par le toucher rectal que
Ritgen découvrit une tuméfaction à droite de
l'utérus chez la femme Kantz atteinte de grossesse extra-utérine.

On pourra encore par le toucher arriver à reconnaître l'indépendance du kyste et de la matrice. C'est ce qui arriva chez la femme Fanny, entrée à la Pitié, le 4 octobre 1861, dans le service de M. Bernutz. On trouva le corps de l'utérus en antéversion, le col en arrière et l'utérus repoussé en totalité à gauche. Le col est distant de sept centimètres de l'entrée du vagin ; le fond et surtout le bord droit du col utérin sont séparés par un profond sillon d'une tumeur qui les déborde inférieurement. Cette tumeur est tendue, rénitente avec un battement très-prononcé. Les mouvements transmis à cette tumeur vaginale se transmettent à un corps globuleux facile à sentir au palper abdominal. Des signes rationnels de grossesse existants, un bruit de souffle étant perçu dans la tumeur, M. Bernutz se fondant sur eux et sur les caractères de la tumeur développée à côté de l'utérus, diagnostiqua une grossesse extra-utérine avec développement du kyste dans l'épaisseur du ligament large arrivée au cinquième mois. La malade mourut d'une hémorrhagie interne, le diagnostic fut trouvé exact. (Cas publié par M. Lesouef).

Dans les grossesses sous péritonéo-pelviennes la placenta occupe la partie supérieure et le reste de l'œuf la région la plus déclive. Dans plusieurs observations de ce genre de grossesse, on sentait, sur une des parois vaginales, la partie fœtale si distinctement qu'on aurait pu croire *avoir sous le doigt la poche* des eaux ou une partie indéterminée du fœtus (observation publiée par Saxtorph).

Dans les cas de rupture du kyste fœtal avec hémorrhagie abondante, le toucher ne fait pas trouver les signes d'une hématocèle péri-utérine, quoique l'épanchement occupe le pelvis. MM. Le-souef et Gilette, internes des hôpitaux, M. Siredey dans un cas qu'il a publié, pratiquèrent le toucher avec soin dans des cas pareils, et ne trouvèrent pas de tumeurs repoussant le vagin et enchatonnant, surtout en arrière, le col de l'utérus. « C'est que, dit M. Bernutz, tant que l'épanchement n'est pas circonscrit par des adhérences péritonéales, il n'y a pas de foyer, proprement dit, d'hématocèle; le liquide fuit alors devant le doigt et on n'a pas la sensation d'une tumeur. Il ne faudrait donc pas rejeter l'idée d'une hémorrhagie intra-pelvienne parce qu'on n'aura pas trouvé de tumeur rétro-utérine. »

Auscultation. — L'auscultation peut donner de précieux renseignements, soit pour établir l'exis-tence de la grossesse, soit pour faire le diagnostic différentiel d'avec les autres tumeurs. Elle donne deux signes qui n'ont pas la même valeur : les bruits de souffle et les bruits du cœur du fœtus. Les bruits de souffle apparaissent les premiers.

Il y a plusieurs variétés de souffle : 1° souffle classique, bruit de soufflet, sans choc, variant d'intensité. 2° Souffle avec piaulemeut, bruit musical; M. Pajot n'est pas loin de croire que c'est ce bruit, qu'au moyen âge, on prenait pour le vagissement de l'enfant, alors que l'auscultation était peu avancée. 3° Souffle avec choc du fœtus, plus rare. 4° Souffle du cordon et du cœur fœtal. De tous ces souffles on n'en trouve que deux dans les productions pathologiques : le souffle classique et le souffle avec choc. Ce choc est un mouvement de soulèvement de la tumeur; M. Pajot le compare au soulèvement qui se produit souvent dans une jambe quand elle est croisée sur l'autre. Le bruit de souffle peut aider au diagnostic de la grossesse si on s'appuie sur les autres signes rationnels; à lui seul il ne peut la démontrer. Il se rencontre dans la plupart des tumeurs occupant le bassin. M. Pajot montrait, dans ses cours à l'école pratique, une femme qui avait une tumeur fibreuse de l'utérus depuis près de dix-sept ans, avec un bruit de souffle très-évident. Cette femme avait ordre de répondre aux questions dans un sens favorable à la grossesse, aussi nombre de docteurs et d'élèves l'ont déclarée enceinte. Le bruit de souffle pourra donc servir seulement à corroborer le diagnostic avant le cinquième mois, avant qu'on n'entende les bruits du cœur. Il arrive souvent dans la grossesse extra-utérine que pendant tout son cours on ne perçoive qu'un bruit de souffle et jamais les bruits du cœur. C'est ce qui est arrivé pour la malade dont nous rapportons l'observation. Le fœtus dans ces cas est situé trop profondément ou est entouré d'un tel épanchement que les bruits du cœur, d'ailleurs souvent très-faibles par suite des souffrances de l'enfant, ne peuvent arriver jusqu'à l'oreille de l'observateur.

Kœberlé et Dezeiméris rapportent chacun une observation de grossesse extra-utérine dans lesquelles le placenta s'insérait sur les parois de l'abdomen; on observait un bruit de souffle plus manifeste qu'on ne l'observe d'ordinaire. Dans ces cas le pronostic pour la gastrotomie est aggravé. Le diagnostic de grossesse sera certain dès qu'on aura entendu les bruits du cœur, on se servira alors des autres signes pour établir le diagnostic de la grossesse extra-utérine; car l'auscultation qui peut corroborer le diagnostic ne peut l'établir à elle seule comme dans le cas de grossesse normale.

Cathétérisme utérin. — Disons tout de suite qu'on ne peut employer ce mode d'exploration au début de la grossesse. Il n'en est plus de même quand la grossesse est à terme ou quand le fœtus ne donne plus signe de vie, car alors les dangers du cathétérisme ont disparu et ce dernier peut éclairer le diagnostic d'une façon presque décisive. En voici un exemple : Mme Manière, enceinte de neuf mois, entre à l'hôpital de Strasbourg, en 1843; elle a des douleurs vives dans le ventre, de la fièvre. Les douleurs durant depuis quatre jours et n'aboutissant pas, le col n'ayant rien perdu de sa

Roux.   3

longueur, M. Hirtz diagnostiqua une grossesse
extra-utérine. Il s'appuyait d'ailleurs sur l'extrême
minceur des parois de l'abdomen, l'absence du
contour de la matrice au palper abdominal et la
non-existence de tumeur dans les culs-de-sac va-
gino-utérins. Cette grossesse étant à terme, M. Stolz,
appelé en consultation, proposa le cathéterisme
utérin pour établir nettement le diagnostic. Si
le fœtus se trouve dans la matrice, dit M. Stolz,
l'œuf sera piqué et c'est ce qui pourra arriver de
plus heureux ; s'il ne s'y trouve pas, la sonde doit
en fournir la presque certitude. Une sonde
d'homme en argent fut introduite à quatre centimètres et demi sans provoquer d'écoulement.
En essayant d'engager doucement la sonde plus
loin, M. Soltz sentit qu'elle était repoussée par
la paroi supérieure de l'utérus; le cathéterisme
ne provoqua pas de douleurs, et le diagnostic fut
ainsi confirmé. Dans le cas où il faut intervenir
par une opération grave, on ne saurait négliger
ce mode d'exploration qui donne de si bons
résultats, sans danger aucun lorsque la grossesse
est arrivée au huitième ou au neuvième mois.
Malheureusement le cathéterisme ne pourra souvent pas être employé dans les déviations trop
prononcées du col de l'utérus.

Ponction. — Quand le fœtus est mort, le problème
est des plus difficiles. L'utérus revient souvent à
son état ordinaire, les organes génitaux externes

reprennent leur aspect normal, les règles reparais-
sent, les seins se flétrissent, le volume du ventre
diminue par suite de la résorption des eaux de
l'amnios ou augmente par suite d'épanchement
dans le kyste ou dans le péritoine. Nous avons noté
cet épanchement survenu chez la femme que
M. Depaul a opérée par la gastrotomie. Dans ces
cas, que la grossesse soit ou non arrivée à terme,
il faut interroger la femme avec soin. Il est rare
'qu'elle n'ait pas eu conscience de sa grossesse; les
mouvements du fœtus auront été perçus par elle et
souvent auront été douloureux; il en était encore
ainsi chez la femme dont nous venons de parler.
Le fœtus était mort depuis quinze jours quand elle
arriva à l'hôpital des Cliniques, mais elle avait parfaitement senti les mouvements du fœtus avant
cette époque. Si la grossesse a dépassé le terme, il
y aura eu à la fin du neuvième mois des contrac-
tions utérines n'aboutissant pas ou ayant été sui-
vies de péritonite. La palpation et le toucher aide-
ront à poser le diagnostic; mais c'est surtout dans
ce cas que la ponction capillaire sera utile. On
pourra ainsi examiner le liquide amniotique, recon-
naissable aux éléments qu'il renferme; cependant,
ce liquide est le plus souvent altéré, et on trouvera
bien plus souvent du pus ou un liquide noirâtre,
de couleur chocolat, mélangé de pus exhalant une
odeur de matières fécales, comme il arrive toujours
lorsque du pus se forme aux environs de l'intestin.
C'est ainsi que M. Depaul, pour éclairer le dia-

gnostic, dans le cas dont nous rapportons l'observation, pratiqua la ponction avec l'appareil de
Potain, qui lui permit de retirer trois litres de liquide de couleur chocolat d'une odeur infecte.
L'abdomen revient alors sur lui-même et on peut
mieux sentir les parties du fœtus par la palpation.
M. Fages rapporte une curieuse observation de
grossesse extra-utérine ancienne et enkystée, où la
ponction établit le diagnostic à elle seule. Une
femme de 55 ans, veuve depuis dix-huit ans, entre
à l'hôpital Saint-Eloi, à Montpellier, pour y être
traitée d'une ascite. Le début du mal datait de
quinze ans. La ponction fut pratiquée au côté gauche de l'abdomen pour l'ascite, elle donna une
pinte et demie de liquide couleur chocolat, mélangé
de pus. On vit alors passer à travers la canule une
petite touffe de cheveux de couleur brune. En tirant
ces cheveux à soi on sentait une résistance causée
par un corps qui, par sa forme, imitait la tête d'un
enfant. On posa dès lors le diagnostic de grossesse
extra-utérine. La femme mourut quelque temps
après de péritonite, l'autopsie confirma le diagnostic. Il faudrait, dans des cas analogues, tenir
compte des dents, des poils qui fréquemment se
développent dans l'ovaire ; dans ces cas, on ne
rencontrerait pas une tumeur analogue à une tête
de fœtus et les signes de grossesse qui ont dû
exister, à un degré plus ou moins prononcé, à une
époque antérieure.

DIAGNOSTIC DES VARIÉTÉS DE LA GROSSESSE
EXTRA-UTÉRINE.

Ce diagnostic a été établi et confirmé quelquefois, mais presque toujours il est impossible de le poser. Dans la grossesse *tubaire,* la tumeur se développe plus spécialement dans une des deux régions inguinales. Elle est plus douloureuse que dans les autres variétés ; le kyste fœtal fait presque toujours corps avec la matrice, et cette dernière est alors plus développée que dans la grossesse abdominale. Presque toujours, vers les premiers mois de la grossesse, il y a rupture du kyste avec douleur vive, hémorrhagie interne, péritonite par suite du nouveau domicile de l'œuf, plus fréquemment encore mort immédiate de la femme.

Dans la grossesse *abdominale*, les douleurs sont plus tardives ; le kyste fœtal occupe plus souvent le cul-de-sac recto-utérin, la matrice est alors poussée en avant contre le pubis. Si le kyste se développe au-dessus de l'utérus, ce dernier est repoussé en bas et en antéversion (cas que nous citons) ou en rétroversion. La marche de la grossesse peut éclairer le diagnostic ; la grossesse tubaire dépasse rarement le troisième ou quatrième mois. Quand donc on a affaire à une grossesse extra-utérine à terme, on peut affirmer qu'elle est abdominale. Si, dans le cours de la grossesse, la femme a présenté les symptômes d'une hémorrhagie interne, suivie de péritonite, on pourra presque assurer qu'il y a eu rupture du kyste fœtal et migration de l'œuf dans la cavité du péritoine où il a continué à vivre si la grossesse est à terme, où il est mort et enkysté s'il a cessé de se développer.

Diagnostic différentiel. — Il y aurait, dit M. Pajot, plusieurs volumes à écrire des erreurs qu'on a faites sur le diagnostic de la grossesse normale. Dans la grossesse extra-utérine, les difficultés sont accumulées ; néanmoins, avec une minutieuse observation des faits, il n'est pas impossible de distinguer ces genres de grossesse d'avec les productions pathologiques qui peuvent les simuler. Parmi ces dernières nous citerons :

1° *Les tumeurs fibreuses de l'utérus.* — M. Depaul a constaté que, sous l'influence de la grossesse, les corps fibreux de l'utérus subissent un accroissement considérable. Si l'utérus a pu se développer, la grossesse arrive à terme ; mais, si le corps fibreux interstitiel occupe l'excavation et est assez volumineux, il peut produire des accidents graves de compression. M. Depaul, dans un cas semblable, dut provoquer l'avortement à cinq mois, chez une jeune dame de la province. La matrice évacuée, le corps fibreux se mit bientôt à décroître.

Dans ces cas, une partie des éléments du diagnostic est fournie par les antécédents de la malade. Presque toujours la femme a eu connaissance de cette affection antérieure au début de la grossesse. M. Roth (thèse de Strasbourg, 1844) cite un cas de grossesse extra-utérine où on avait constaté le corps fibreux depuis huit ans. Le corps fibreux produit, comme la grossesse vraie, un bruit de souffle; il occasionne au début des pertes, des malaises; il est rare que la femme ne vienne pas, alors, consulter un médecin. On comprend l'importance de ces commémoratifs.

Le toucher vaginal fera sentir une tumeur solide avec une consistance différente de la tumeur liquide où se trouve le fœtus. Dans le cas de grossesse ordinaire, avec un corps fibreux adhérent à la matrice, cette dernière aura un développement proportionné à l'époque de la grossesse.

2° *L'hématocèle péri-utérine*. — L'hématocèle péri-utérine se développe rapidement avec des douleurs violentes au début; la grossesse extra-utérine a un développement lent et graduel. On pourrait confondre la rupture d'un kyste fœtal avec une hématocèle à son début. M. le Dr Leven (*Bulletin de la société anatomique*, 1858, 2 et 16 avril) a rapporté une observation de grossesse extra-utérine méconnue et prise pour une hématocèle. M. le Dr Gallard soutient l'opinion que souvent les hématocèles n'ont pas dû avoir d'autre cause que la rupture d'un kyste fœtal. Il est à remarquer, dit-il, que la plupart des malades sont au début d'une grossesse souvent confirmée par un médecin. Il ajoute que nombre de fois on y a trouvé un embryon plus ou moins bien conservé ; mais les observations sur ce sujet sont peu nombreuses. M. Gallard et M. Gaube (*Bulletin de la société anatomique*, 1853) en ont publié chacun un cas.

M. Bernutz admet, jusqu'à un certain point, les idées de M. Gallard, mais ajoute que les faits recueillis sont insuffisants pour faire admettre l'ovulation extra-utérine comme une théorie générale de la genèse des hématocèles. Dans les premiers mois les signes de la grossesse sont mal définis et manquent de certitude, aussi, il n'est point étonnant que, quand un kyste fœtal peu avancé forme, par sa rupture, une hématocèle, cette dernière ne puisse souvent être rapportée à sa véritable cause. Nous avons déjà dit précédemment que dans les cas de rupture de kyste fœtal, le doigt ne trouve pas de tumeur péri-utérine, le liquide non collecté par les adhérences péritonéales fuit sous le doigt, tandis que dans l'hématocèle péri-utérine constituée, le doigt rencontre une tumeur enchâtonnant, surtout en arrière, le col de l'utérus.

La rupture du kyste fœtal peut être confondue soit avec une perforation des intestins suivie de péritonite, soit avec un empoisonnement aigu. Mais la perforation de l'intestin ne survient qu'à la suite de maladies confirmées, fièvre typhoïde, tubercules, etc. Il n'y aura pas cette teinte pâle cireuse des téguments, le pouls petit, en un mot la physionomie d'une hémorrhagie considérable. Dans l'empoisonnement aigu il y aura de la stupeur, des vomissements, des superpurgations, le facies grippé. Il n'y aura pas, dans ces deux cas, de matité à la région hypogastrique, signe d'un épanchement; enfin, l'interrogatoire de la malade éclairera la question. Faut-il faire remarquer l'utilité du diagnostic? Si on suppose une péritonite ou un épanchement, que fera-t-on? On mettra des sangsues sur le ventre dans le premier cas; on fera vomir à toute force par l'émétique, dans le second, et ainsi s'éteindront les dernières chances de salut pour la malade.

3° La *rétroversion* et l'*antéversion* de l'utérus ont été quelquefois prises pour une grossesse extra-utérine et réciproquement. Capuron (*Bulletin de l'Académie de médecine*, 1841, t. VI), appelé auprès d'une jeune femme qui avait une rétention complète d'urine et de matières fécales dans un cas de grossesse arrivée au troisième mois, croyant avoir affaire à une rétroversion, essaya le redressement utérin et ne put y parvenir. Il fit appeler en consultation Dupuytren, Antoine Dubois, Lisfranc et Maygrier, qui ne parvinrent pas davantage à obtenir ce redressement. Maygrier fit alors une ponction à la matrice; il n'en sortit qu'un peu de liquide jaune verdâtre; la réduction ne fut pas plus facile. Deux jours après, Capuron fut appelé auprès de la malade, il put constater que la tumeur intra-pelvienne avait changé de place et que le fœtus s'était frayé une route insolite jusqu'à la portion du rectum qui répondait au vagin. Cet avorton sortit quelque temps après par le vagin, et la mère ne tarda pas à succomber. L'autopsie confirma l'existence d'une grossesse extra-utérine abdominale.

Dans la rétroversion utérine on trouve, par le toucher, une grosse tumeur en arrière qui remplit presque tout le petit bassin ; le col utérin, très-élevé, regarde en haut et en avant ; le cathétérisme de la vessie est rendu plus difficile, car le méat est tiraillé et plus élevé. La miction et la défécation sont très-difficiles ; les douleurs vives à l'hypogastre n'ont rien de caractéristique.

M. le Dr Parent, de Beaune (*Gazette médicale*, 24 mars 1832), fait une remarque qui eût pu aider beaucoup à élucider le cas de Capuron que nous venons de citer. « Dans ces cas de rétroversion, dit-il, il est impossible de trouver l'utérus gravide en palpant l'abdomen. Or, chez la malade de Capuron on avait une tumeur refoulant en haut l'utérus ; on devait donc pouvoir délimiter l'utérus au-dessus du pubis.

L'antéflexion et surtout la rétroflexion se distingueront par la continuité du corps et du col de l'utérus constatée par le doigt à travers le vagin ou le rectum, par le cathéter introduit dans l'utérus et la possibilité assez fréquente de redresser l'organe.

4° *Kystes de l'ovaire.* — On a confondu les kystes de l'ovaire avec les grossesses extra-utérines ; la grossesse vraie elle-même arrivée à quatre mois fut prise pour un kyste par un médecin du bureau central, qui envoya la malade à l'hôpital avec la note kyste à ponctionner. Le développement du kyste de l'ovaire est généralement très-lent ; le développement de la grossesse extra-utérine est plus rapide et avec lui coexistent les signes rationnels de la grossesse. L'époque à laquelle surviennent les kystes de l'ovaire est plus reculée que celle où surviennent les grossesses extra-utérines. Les modifications du col de l'utérus, la palpation, l'auscultation, permettront de poser le diagnostic différentiel. On a confondu des kystes fœtaux anciens avec un kyste de l'ovaire ; dans ces cas il y a beaucoup d'analogie, le ventre revient sur lui-même et le kyste fœtal reste stationnaire. L'hydropisie enkystée de l'ovaire peut bien produire le gonflement des seins, comme le remarque Nélaton, mais il y a persistance des règles ; Paul Dubois, du moins, n'a jamais observé une suppression des règles causée par un kyste de l'ovaire. Les kystes de l'ovaire ne sont pas douloureux à la pression, et n'ont pas un retentissement sur l'économie comme la grossesse extra-utérine. Les myomes, les tumeurs fibreuses n'ont pas, eux aussi, de retentissement sur l'économie et ont un développement très-lent. Dans la rétention des menstrues, la tympanite, l'hydropisie utérine, l'utérus est développé et on peut en sentir les contours par la palpation abdominale; enfin, ces maladies ont des signes particuliers qui sont trop connus et évidents pour que nous en fassions une mention spéciale.

Dans l'inflammation péri-utérine chronique, le ventre est toujours sensible à la pression, quelquefois ballonné; la palpation fait reconnaître, à l'hypogastre, une rénitence marquée ou une véritable tumeur, aplatie ou arrondie, pouvant arriver jusqu'à l'ombilic et au delà. Le frisson ne manque pas, surtout au début; la douleur est d'abord vive, localisée en un seul point, le pouls fréquent, dur, concentré. Le toucher n'est pas possible au début de l'inflammation péri-utérine aiguë, parce que la douleur vagino-utérine est trop violente; mais, dès que l'acuité de l'inflammation est un peu tombée, on doit faire cette exploration locale.

Dans ces cas, le toucher fait reconnaître, habituellement, une saillie globuleuse à surface lisse, égale, rénitente, chaude, douloureuse, proéminente dans le vagin, dans le rectum ou à l'hypogastre; le corps de l'utérus est comme *immobilisé*; le cul-de-sac utéro-vaginal présente sur quelque point une certaine résistance ou une véritable saillie; immobilité et empâtement de l'utérus, tumeur péri-utérine imparfaitement circonscrite, voilà des symptômes qui suffisent avec les phénomènes généraux pour diagnostiquer la maladie. Le toucher rectal fait mieux reconnaître une masse informe, ou une sorte d'anneau plus ou moins complet enclavant l'utérus; il montre encore les limites supérieures de la tumeur, son étendue, sa consistance, son élasticité qui annonce la formation du pus.

L'association du toucher vaginal et du toucher rectal a été employée avec succès par Récamier, pour reconnaître la suppuration, en permettant de déterminer une fluctuation dans la tumeur.

Parmi les tumeurs extra-utérines, le phlegmon de la fosse iliaque interne a un siége et des limites reconnaissables; c'est derrière l'épine iliaque antérieure qu'il faut déprimer l'abdomen pour le sentir; les culs-de-sac sont libres et souples, l'utérus tout à fait mobile, la cuisse est fléchie.

Les tumeurs formées dans le rectum par la rétention de matières stercorales ne peuvent donner longtemps lieu à des méprises. Elles sont tantôt molles et dépressibles, tantôt dures et bosselées; au besoin elles sont reconnues par le toucher rectal; l'administration d'un léger purgatif lève tous les doutes.

La réunion des signes que nous avons énumérés ou de quelques-uns d'entre eux feront distinguer la grossesse extra-utérine de la grossesse normale. Il est inutile de revenir sur eux à propos du diagnostic différentiel. Est-il nécessaire de rappeler que dans tous les cas on devra provoquer une consultation de plusieurs médecins, de spécialistes surtout, si on le peut, afin de lever tous les doutes et discuter ce qu'il convient de faire pour le traitement.

OBSERVATION recueillie à l'hôpital des Cliniques, dans le service
de M. le professeur Depaul.

D..., femme mariée, blonde, âgée de 31 ans, est enceinte
depuis le mois de décembre 1872. Au commencement de sa
grossesse il n'y a pas eu de particularité bien marquée. La
santé générale était bonne ; elle n'avait pas de douleurs dans
le bas ventre, pas d'hémorrhagie ; les règles n'avaient plus
reparu depuis le mois de décembre, les mouvements du fœtus
étaient parfaitement perçus par elle. Vers le septième mois,
à la suite d'une vive peur, elle se trouva mal, tomba évanouie
ét garda quelques jours le lit, un peu souffrante. Au commencement du mois de novembre 1873, elle fut prise de douleurs simulant le travail qui durèrent plusieurs jours, sans
aboutir. Le médecin de la famille fut appelé ; il ne put enten-
dre les bruits du cœur du fœtus, qu'il n'avait, d'ailleurs,
jamais pu percevoir dans ce cas. Soupçonnant un cas anor-
mal, il fit appeler M. Depaul en consultation, qui conseilla à
cctte femme d'entrer dans son service.

A son entrée à l'hôpital, le 10 novembre, cette malade
présente les accidents de la péritonite, vomissements fré-
quents de bile, douleurs vives dans l'abdomen sans localisa-
tion fixe, situées tantôt à droite, tantôt à gauche ; le ventre est
douloureux à la pression. Elle a 124 pulsations. A un premier
examen, en déprimant la paroi abdominale, M. Depaul avait
senti une partie dure se déplaçant, comme dans le ballotte-
ment abdominal du fœtus ; mais le ventre a grossi notable-
ment depuis, et on ne retrouve plus ce phénomène. Quelques
plaques pseudo-membraneuses apparaissent dans la bouche
de cette malade.

Le samedi, 29 novembre, les accidents inflammatoires se
sont un peu calmés, le pouls est descendu de 124 à 104 pulsations. M. Depaul croit à une grossesse extra-utérine et se
décide à faire une ponction exploratrice ; à dix heures du

atin il fait une ponction avec le trocart capillaire et l'appareil de Potain. La ponction est faite à gauche dans le milieu d'une ligne allant de l'épine iliaque à l'ombilic. On retire 5 litres d'un liquide jaune grisâtre, infect, purulent. Le ventre qui était volumineux avec une grosse tumeur déjetée à droite, revient sur lui-même en partie.

Le mardi, 2 décembre, dans une leçon sur cette malade, M. Depaul affirme une grossesse extra-utérine. Il n'a pas entendu les battements du cœur du fœtus, mais c'est que ce dernier est mort, car la femme assure que depuis deux mois, elle ne l'a plus senti remuer. Le col n'est pas dilaté, le ventre toujours volumineux, surtout à droite ; il y a urgence d'opérer cette malade si on ne veut pas la voir enlevée par les accidents péritonéaux. M. Depaul avait d'abord songé au caustique de Vienne pour établir des adhérences, tout en ouvrant la paroi de l'abdomen ; mais il y a renoncé en songeant qu'il doit y avoir là des adhérences toutes formées par la péritonite antérieure. Il y a là un kyste fœtal avec une membrane pyogénique qui doit avoir pour limites, en avant, la paroi abdominale, en haut l'estomac, en arrière la colonne vertébrale, sur les côtés les reins, la rate, les intestins qui sont refoulés en haut et à gauche, en bas le fond de la matrice. La date de la conception date de dix mois, mais l'enfant étant présumé mort depuis deux mois, il n'est pas tout à fait à terme ; il doit être ramolli. Il faudra donc une incision un peu moins longue que pour l'opération césarienne. On ne fera d'ailleurs qu'une petite incision de 2 centimètres pour introduire le doigt, on l'agrandira, après avoir exploré cette cavité.

La malade est apportée dans la salle des cours à dix heures moins un quart ; on l'endort au chloroforme, elle est très-vite assoupie. On a soin de vider la vessie en la sondant. M. Depaul fait alors, avec le bistouri, sur la ligne médiane, une incision qui part de 5 centimètres au-dessous de l'ombilic et arrive à 5 centimètres au-dessus du pubis ; il procède

couche par couche en se servant de la sonde cannelée. Aussitô
que le péritoine est divisé le liquide purulent du kyste sort en
abondance; M. Depaul passe son doigt à travers l'ouverture
et se sert d'une paire de forts ciseaux pour terminer l'incision. Immédiatement on voit apparaître l'épaule du fœtus et
la main correspondante, le bras est saisi, mais on ne peut opérer l'extraction à cause de l'étroitesse de l'ouverture. Le cou
est alors coupé avec une paire de grands ciseaux; on extrait
aussitôt, sans difficulté, le tronc, puis la tête. Ce fœtus est
bien conformé, il pèse 2,290 grammes; son volume est celui
d'un enfant près du terme; l'épiderme se détache, signe qui
confirme sa mort depuis une époque assez éloignée.

M. Depaul a coupé le cordon et l'a laissé avec le placenta
dans l'intérieur du kyste. Le ventre est complètement affaissé;
à dix heures l'opération est terminée; la femme s'éveille et
commence à parler. Il sort une grande quantité de liquide
purulo-sanguinolent. On fait des injections répétées avec une
solution diluée de permanganate de potasse. On met, dans
l'intérieur de la plaie, quatre boulettes de charpie enduites
de cérat et retenues par des fils qu'on fixe, sur les bords de
l'ouverture, avec du sparadrap; par dessus on place des
gâteaux de charpie retenus par un bandage de corps, et la
malade est transportée dans son lit.

Le placenta, étant adhérent à la poche du kyste, M. le professeur Depaul s'est gardé d'opérer des tractions sur lui.
J'évite ainsi, dit-il, de produire une hernie des intestins à
travers l'ouverture, ou d'amener la rupture d'adhérences
qu'on a tout intérêt à ménager pour éviter, soit les accidents
péritonéaux, soit une hémorrhagie dont on ne pourrait se
rendre maître. Il faudra que le placenta s'élimine par la suppuration. La femme sera exposée à des accidents d'infection
purulente, mais avec des soins minutieux de propreté, un
pansement répété matin et soir, il est à espérer que ces accidents seront évités.

Mercredi 3. — Premier pansement à huit heures du matin,

fait par M. Depaul. La plaie a bon aspect : odeur un peu fétide d i pus. Plusieurs injections au permanganate de potasse sont faites dans l'intérieur du kyste ; on éponge avec soin et on refait le pansement avec les boulettes et la charpie. La malade a éprouvé quelques légères coliques ; les douleurs dans le ventre ont diminué, elle a dormi depuis minuit jusqu'au matin ; il y a une diminution du pouls qui est à 92 ; le kyste est revenu sur lui-même, et, certes, on ne pourrait plus y replacer l'enfant. Il offre une cavité irrégulière avec un prolongement dans la fosse iliaque ; c'était dans ce prolongement que se trouvait l'extrémité pelvienne du fœtus. La température est de 38,3 ; la malade a pu garder son potage et n'a vomi qu'une gorgée d'eau rougie. M. Depaul prescrit un potage, un œuf et boisson à la groseille. Le soir, à quatre heures, le pansement est renouvelé.

Jeudi 4. — Pansement à huit heures du matin par M. Depaul, avec injection de la solution de permanganate de potasse. On extrait quelques petits débris de placenta. Le ventre n'est pas douloureux, sinon sur les bords mêmes de la plaie qui a, d'ailleurs, bon aspect. La femme a dormi toute la nuit. La température est de 38, pouls à 88. On prescrit une côtelette, œuf, potage, glace, boisson à la groseille ; contre la constipation, un lavement huileux. Pansement le soir.

Vendredi 5. — Même pansement ; la malade est allée deux fois à la garde-robe ; le ventre n'est pas douloureux. Il n'y a qu'à se féliciter du résultat obtenu, dit M. Depaul, tout en ne se dissimulant pas que cette femme est dans sa période la plus grave, période d'élimination du placenta par la suppuration. En somme, elle va très-bien ; le pouls est à 87 pulsations. La salle est évacuée par les autres malades.

Samedi 6, — Pansement matin et soir, pouls à 86 ; l'appétit est satisfaisant.

Dimanche 7. — Elle s'est enrhumée et tousse un peu, ce qui lui provoque des douleurs dans le ventre. Elle a eu deux petits vomissements.

Roux.   4

Lundi 8. — La malade souffre un peu dans le ventre ; la plaie a bon aspect ; elle est pansée matin et soir, avec les injections ; il y a 97 pulsations ; on extrait quelques fragments de placenta. Chocolat, cotelette, glace.

Mardi 9. — Elle a bien dormi toute la nuit ; températ. 38 ; 126 pulsations ; elle est dans la période de suppuration active ; l'appétit est conservé.

Mercredi 10. — Elle va à la selle une fois ; températ. 39. Côtelette, glace. Pansement.

Jeudi 11. — Elle va un peu mieux qu'hier soir ; températ. 28 ; il n'y a pas eu de frisson. Dans le fond de la plaie on voit une masse noirâtre, c'est le placenta qui est gros et épais ; on en extrait un lambeau. Il y un sillon dans lequel le placenta commence à se décoller. M. Depaul y passe le doigt en brisant quelques adhérences, sans forcer.

Vendredi 12. — Peau sèche ; le soir on extrait un lambeau de placenta, en faisant le pansement.

Samedi 13. — La malade n'a pas beaucoup dormi. La suppuration est abondante et très fétide, à cause de la putréfaction du placenta. Le facies est plus mauvais, la peau chaude, pas d'appétit, un peu de dévoiement.

Dimanche 14. — Elle va un peu mieux ; M. Depaul vient faire le pansement de la malade.

Lundi 15. — La malade est morte subitement dans la nuit à une heure du matin. Ce que M. Depaul craignait tant, en ne voulant pas rompre les adhérences du placenta, une hémorrhagie, est arrivé spontanément. Du sang est venu souiller les draps, on voit un caillot au milieu de la plaie, et il s'est épanché 500 grammes de sang dans le kyste, ce qui est beaucoup pour une femme si affaiblie. Il est probable que sans ce fâcheux accident, la guérison aurait eu lieu ; on pouvait, du moins, l'espérer, d'après l'état local de la plaie et l'état général de la malade, tous deux fort satisfaisants.

AUTOPSIE. — Le mardi 16, à dix heures du matin, M. le

D' Marte et moi avons fait l'autopsie. Voici quel était l'état des organes.

Vessie. — La vessie était très-épaisse dans ses parois, de volume ordinaire, tomenteuse; elle contenait un liquide purulent.

Le fond de la vessie adhérait à la partie antérieure du cul-de-sac inférieur du kyste.

Après avoir rabattu la vessie, une incision est faite sur la paroi antérieure du vagin; écoulement d'un liquide sanieux et glaireux en quantité notable. Le col de l'utérus est petit, très-court, fermé, mollasse. L'utérus a 5 centimètres de hauteur à l'intérieur; la hauteur totale mesure 7 centimètres et demi. Il forme avec le vagin un angle ouvert en avant; il est projeté fortement à droite et se trouve accolé à la partie latérale droite et inférieure du kyste.

La largeur totale de l'utérus est de trois centimètres et demi. En faisant une section de la paroi antérieure dans la ligne médiane, nous remarquons sa décoloration; il ressemble tout à fait à l'utérus d'une femme qui n'a pas eu d'enfant. Un stylet introduit par l'ouverture interne de la trompe gauche a pénétré très-facilement dans l'intérieur du kyste. Ce conduit n'offre pas plus de 3 centimètres. Tout près de l'extrémité interne de ce conduit se trouve l'ovaire gauche du volume d'une noix, accolé à la paroi interne du kyste.

Il a été impossible, malgré toute notre attention, de retrouver la trompe droite et l'ovaire correspondant. Le cadavre étant réclamé, on avait dû enlever les organes en ménageant les parois, les avait-on sectionnés?

Le kyste a une hauteur de 38 centimètres; à sa partie inférieure on trouve deux prolongements en forme de cul-de-sac, l'un à droite, l'autre à gauche. Le cul-de-sac inférieur droit est séparé de l'utérus par la membrane kystique seulement; c'est l'utérus qui lui forme en ce point sa paroi solide. Ce kyste est formé par une membrane épaisse à la partie antérieure, mais plus épaisse dans sa paroi inférieure.

Il se laisse difficilement séparer de la paroi des intestins qui se trouvent à sa partie gauche postérieure. Dans la partie postérieure et médiane le kyste repose directement sur la colonne vertébrale , à droite et en haut sur un rein *unique*, très-volumineux. Dans l'intérieur du kyste on trouve une masse de caillots sanguins pesant 500 grammes. On y observe des restes assez notables du placenta putréfié. En haut la paroi du kyste est adhérente au bord inférieur de l'estomac.

L'ouverture abdominale a 7 centimètres.

Rein unique, volumineux, d'une longueur de 16 centimètres, d'une largeur de 6 centimètres et demi, criblé de kystes à sa surface.

Foie gras, jaune, exsangue. A la partie inférieure du poumon droit se voient des points hépatisés ; au milieu de ces points, on voit, par une coupe, des parties centrales très-petites qui offrent un aspect purulent.

La cause de la mort dans ce cas de grossesse extra-utérine abdominale opérée par la gastrotomie est évidemment l'hémorrhagie que nous avons signalée. Ces pièces antomiques ont été présentées à la Société de chirurgie par M. le professeur Depaul.

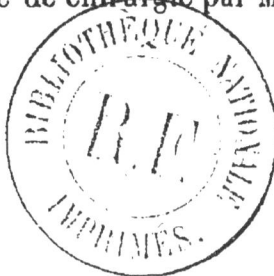

Paris. A. PARENT. imprimeur de la Faculté de Médecine, rue Mr-le-Prince, 31,

www.ingramcontent.com/pod-product-compliance
Lightning Source LLC
Chambersburg PA
CBHW071414200326
41520CB00014B/3440